新型冠状病毒肺炎
防护手册
高校版

同济大学新型冠状病毒肺炎疫情防控医疗指导组 ｜ 组　织
同济大学附属同济医院分院

毕婉蓉 ｜ 主　编

赵若瑶 施青 杨红彦 吴艳红 ｜ 副主编

U0337937

同济大学 出版社
TONGJI UNIVERSITY PRESS

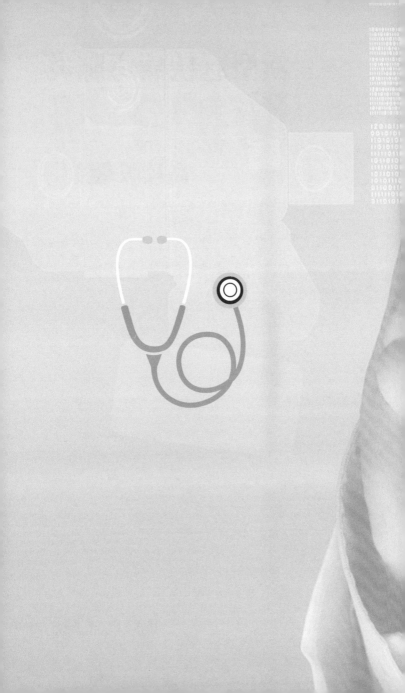

同舟共济

使命必达

同济大学党委书记

同济大学新型冠状病毒肺炎

疫情防控领导小组组长

方守恩

2020.2.13

科学防护，理性抗疫；

护佑生命，共克时艰；

山河无恙，人间安好；

春暖花开，万物生长。

中国科学院院士

同济大学副校长

同济大学新型冠状病毒肺炎

疫情防控医疗指导组组长

同济大学 陈义汉

2020.2.9 上海

2019年12月以来，湖北省武汉市持续开展流感及相关疾病监测，发现多起病毒性肺炎病例，均诊断为病毒性肺炎/肺部感染。2020年1月7日21时，实验室检出一种新型冠状病毒。1月20日，专家确认新型肺炎存在人传人现象。国家卫生健康委决定将新型冠状病毒感染的肺炎纳入法定传染病乙类，采取甲类传染病的预防、控制措施。习近平总书记对新型冠状病毒肺炎疫情作出重要指示，强调要把人民群众生命安全和身体

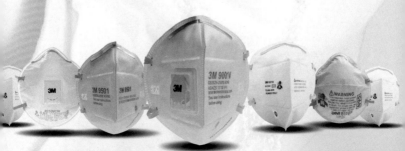

健康放在第一位，坚决遏制疫情蔓延势头。1月30日，世界卫生组织（WHO）宣布新型冠状病毒肺炎疫情构成国际关注的突发公共卫生事件（Public Health Emergency of International Concern，PHEIC），强调不建议实施旅行和贸易限制，并再次高度肯定中方的防控举措。

同济大学坚决贯彻落实党中央、卫生健康委员会、教育部等加强新型冠状病毒肺炎疫情防控工作统一部署要求，始终把人民生命安全和身心健康置于首位，把疫情防控作为当前最重要的工作，持续强化依法防控、科学防控、联防联控，坚持"三个全覆盖、三个一律"。考虑到目前疫情传播还没有阻断，形势依然复杂，为遏制疫情播散蔓延，做好近期疫情防控工作，我们要把思想和行动统一到习近平总书记重要讲话和中央政治局常委会会议精神上来，增强"四个意识"、坚定"四个自信"、做到"两个维护",深刻认识疫情防控的严峻形势,把人民生命安全和健康放在第一位,把疫情防控作为当前最重要的工作来抓,坚定不移把党中央各项决策部署落到实处。为确保各项疫情防控措施落实落细,同济大学进一步完善学校疫情防控工作的组织架构,细化工作分工,成立新型冠状病毒肺炎疫情防控工作综合组、教学保障组、医疗指导组、科研攻关组、物资保障组、宣传组、督查组以及沪西、沪北校区工作专班和留学生工作专班,每个组和工作专班分别由相关校领导牵头负责。党政主要负责人亲自挂帅,扛起责任、坚守岗位、靠前指挥,深入一线及时掌握疫情、及时发声指导、及时采取行动。充分发挥联防联控作用,严格按照"乙类甲管"和检疫传染病管理的要求,采取切实有效措施,坚决遏制疫情蔓延势头。

医疗指导组坚决落实学校防控工作的重要指示精神，增强忧患意识和风险意识。充分应用数据化、信息化等手段，抓好疫情监测、检测、排查、预警等工作。牵头建立本校防控工作的定期研判机制，及早发现疫情变化苗头，及时调整疫情防控策略，提高疫情防控的科学性和有效性。制定完善学校疫情流行的应急预案，切实加强人员培训，全面评估医疗能力，做好相关人员、物资、设施、设备等储备和计划。

这次疫情来势汹涌，蔓延迅速，严重威胁着我国人民的生命安全和身心健康。为了增进师生对新型冠状病毒肺炎这一新型疾病的认识和理解，指导个人预防，降低传播风险，科学防疫，同济大学疫情防控医疗指导组紧急组织编撰了《新型冠状病毒肺炎防护手册》（高校版）一书。全书内容分为认识新型冠状病毒肺炎，新型冠状病毒肺炎症状、就医、隔离与治疗，预防措施，心理支持，营养建议与运动支持五部分，解答在防控新型冠状病毒肺炎疫情过程中的疑惑。

同济大学新型冠状病毒肺炎
疫情防控医疗指导组
同济大学附属同济医院分院
2020 年 2 月 8 日

目录

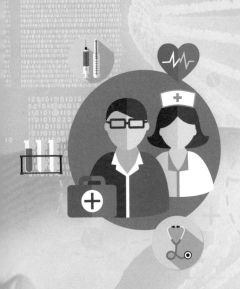

PART 一

认识新型冠状病毒肺炎

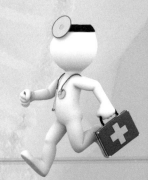

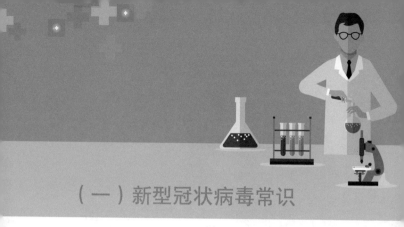

（一）新型冠状病毒常识

冠状病毒为不分节段的单股正链RNA病毒，在自然界中广泛存在，由于病毒包膜上有许多小小的突起（棘突），形似花冠而得名。冠状病毒属于巢病毒目冠状病毒科（coronaviridae）正冠状病毒亚科。根据血清型和基因组特点，冠状病毒亚科分为α、β、γ和δ4个属，其中β属冠状病毒又可分为四个独立的亚群：A、B、C、D群。

冠状病毒仅感染脊椎动物，与人和动物的多种疾病有关，可引起人和动物呼吸系统、消化系统、神经系统疾病以及心血管系统等多个系统发病。已知感染人的冠状病毒有6种,包括α属的229E和NL63,β属的0C43、HKU1、中东呼吸综合征相关冠状病毒(MERS-CoV)和严重急性呼吸综合征相关冠状病毒(SARS-CoV)。据世界卫生组织(WHO)与国内专家研究确认,此次新型肺炎的病毒传染源为冠状病毒家族的第7名成员,暂称为新型冠状病毒(2019-nCoV,图1)。

动物冠状病毒包括哺乳动物冠状病毒和禽冠状病毒。哺乳动物冠状病毒主要为α、β属冠状病毒,可感染包括蝙蝠、猪、犬、猫、鼠、牛、马等多种动物。禽冠状病毒主要来源于γ、δ属冠状病毒,可引起多种禽鸟类如鸡、火鸡、麻雀、鸭、鹅、鸽子等发病。

冠状病毒有包膜,颗粒呈圆形或椭圆形,经常为多形性,直径50～200 nm。S

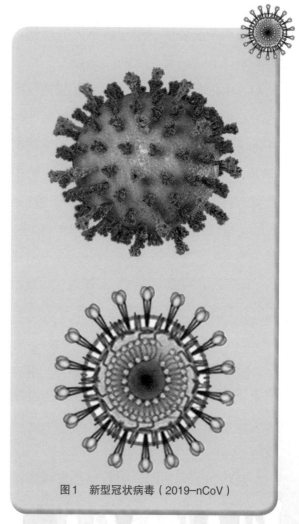

图1 新型冠状病毒（2019-nCoV）

蛋白位于病毒表面，形成棒状结构，作为病毒的主要抗原蛋白之一，是用于分型的主要结构；N蛋白包裹病毒基因组，可用作诊断抗原。病毒基因组5′端具有甲基化帽状结构，3′端具poly(A)尾，基因组全长27～32 kb，是目前已知的基因组最大的RNA病毒。

2019-nCoV属于β属冠状病毒，有包膜，颗粒呈圆形或椭圆形，常为多形性，直径60～140 nm。其基因特征与SARS-CoV和MERS-CoV有明显区别。目前研究显示与蝙蝠SARS样冠状病毒（bat-SL-CoVZC45）同源性达85%以上。体外分离培养时，2019-nCoV 96个小时左右即可在人呼吸道上皮细胞内发现，而在Vero E6和Huh-7细胞系中分离培养需约6天。

人冠状病毒对热较敏感。病毒在4℃下合适维持液中为中等稳定，-60℃可保存数年。但随着温度升高，病毒的抵抗力下降，如HCoV-229E于56℃下10分钟或者37℃下数小时即可丧失感染性，SARS-CoV于37℃可存活4天，56℃加热90分钟、75℃加热30分钟能够灭活。人冠状病毒不耐酸、不耐碱，对有机溶剂和消毒剂敏感，75%乙醇、乙醚、氯仿、甲醛、含氯消毒剂、过氧乙酸和紫外线均可灭活病毒。人冠状病毒中，SARS-CoV可于室温24℃条件下在尿液里至少存活10天，在腹泻患者的痰液和粪便里能存活5天以上，在血液中可存活15天，在塑料、玻璃、马赛克、金属、布料、复印纸等多种物体表面均可存活2～3天。

对冠状病毒理化特性的认识多来自对SARS-CoV和MERS-CoV的研究。2019-nCoV对紫外线和热敏感，在56℃下30分钟、乙醚、75%乙醇、过氧乙酸和氯仿等脂溶剂均可有效灭活病毒，氯己定不能有效灭活病毒。

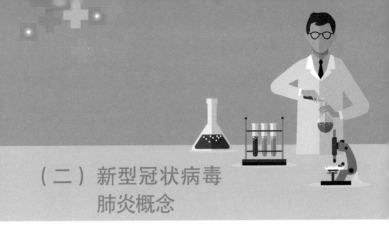

（二）新型冠状病毒肺炎概念

新型冠状病毒肺炎（novel coronavirus pneumonia，NCP）是指一种新的、从未在人类发现过的冠状病毒（WHO确认并将其病原体命名为2019-nCoV，属于β属的新型冠状病毒）引起的肺部感染，简称新冠肺炎。在确诊病例中，常呈现急性严重呼吸道疾病症状，如发热、咳嗽、呼吸短促和呼吸困难。此外，目前绝大多数新型冠状病毒感染都有肺炎表现，部分病例可出现肾衰和死亡，作为急性呼吸道传染病已纳入《中华人民共和国传染病防治法》规定的乙类传染病，按甲类传染病管理。

新冠肺炎患者以发热、乏力、干咳为主要表现；少数患者伴有鼻塞、流涕、咽痛和腹泻等症状；轻型患者仅表现为低热、轻微乏力等，无肺炎表现。从目前收治的病例情况看，多数患者预后良好，少数患者病情危重。老年人和有慢性基础疾病者预后较差。儿童病例症状相对较轻。

实验室检查特点：发病早期白细胞总数正常或降低，或有淋巴细胞计数减少；病毒核酸检测阳性。

胸部影像学特征：早期呈现多发小斑片影及间质改变，以肺外带明显，进而发展为双肺多发磨玻璃影、浸润影，严重者可出现肺实变，胸腔积液少见。

重症患者多在发病 1 周后出现呼吸困难和（或）低氧血症，严重者快速进展为急性呼吸窘迫综合征、脓毒症休克、难以纠正的代谢性酸中毒和出凝血功能障碍等。值得注意的是重型、危重型患者病程中可为中低热，甚至无明显发热。

根据《国际卫生条例（2005）》，世界卫生组织总干事谭德塞博士于2020年1月30日召开2019-nCoV突发事件委员会，北京时间1月31日凌晨宣布2019-nCoV肺炎疫情构成PHEIC，并提出7条建议：① 不建议对中国实施旅行和贸易限制，任何措施都应当以证据为基础；② 支持和保护医疗系统相对脆弱的国家；③ 加速科研和疫苗相关研究；④ 共同对抗谣言和不实信息；⑤ 各国积极寻找预防、治疗和阻止进一步传播的计划；⑥ 各国积极与WHO分享信息；⑦ 所有国家共同努力，共同对抗病毒。世界卫生组织解释称，这些程序不具有约束力，但是实用的和政治的，可以涵盖旅行、贸易、检疫、检查和治疗，世界卫生组织还可以制定全球实践标准。

目前，新型冠状病毒正处于流行期，人们对新型冠状病毒的各项信息尚处于逐渐发现和不断认识阶段。我国正处于新型冠状病毒的肺炎防控紧要关头，新冠疫情对中国经济影响力将超过非典，新冠疫情将影响中国经济增长速度。需求侧上，将拉低需求，降低消费、出口、投资；供给侧上，可望加速结构性改革，催动数字经济发展。

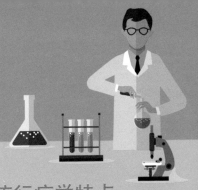

（三）新冠肺炎流行病学特点

　　截至2月8日11时，国家卫生健康委收到31个省（自治区、直辖市）和新疆生产建设兵团累计报告确诊病例34598例，疑似27657例，累计死亡病例722例，累计治愈出院病例2073例，现有疑似病例24702例（图2-图4）。

　　武汉和湖北省部分地区已形成明显的社区传播，加之疾病病程早期症状较轻且存在轻症病例和无症状病例，难以及时被诊断和隔离，造成社区中传染源积累，控制疾病传播的难度加大。未来一段时间，湖北地区的

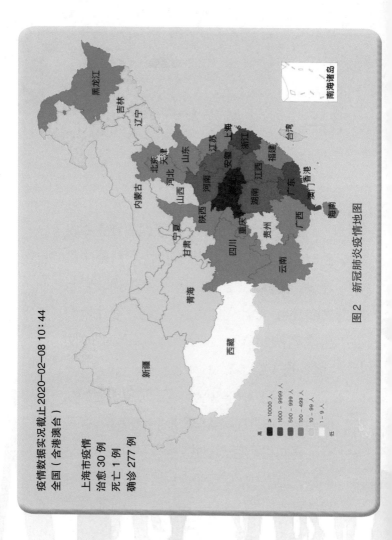

疫情数据实况截止 2020-02-08 10：44

全国（含港澳台）

上海市疫情
治愈 30 例
死亡 1 例
确诊 277 例

图 2　新冠肺炎疫情地图

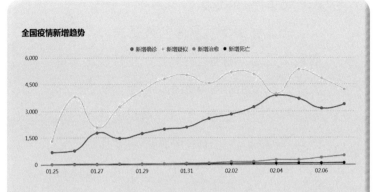

图3　新冠肺炎疫情趋势图

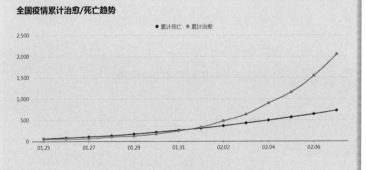

图4　新冠肺炎疫情死亡/治愈趋势图

发病患者数仍将继续增加。

　　湖北省采取了暂停公共交通、停止人群聚集活动、加强社区防控、积极检测排查发热患者和强化患者收治等措施，防控工作力度得到显著加强。实施这些措施将对疫情的有效控制产生积极的影响。湖北以外的各省（自治区、直辖市）仍处于以武汉输入疫情为主的阶段，有病例报告的社区已经成为重点关注地区。且各省都启动高级别应急响应，采取强有力的防控行动，采用多种措施和技术手段，严查严控，及时发现早期隔离输入病例和密切接触者，加强社区疾病宣传及消杀工作，坚决遏制社区传播。

1. 传染源

　　目前所见传染源主要是新型冠状病毒感染的患者，无症状感染者也可能成为传染源。

2. 2019-nCoV 的传播途径

主要的传播途径：一是呼吸道飞沫传播，通过咳嗽、打喷嚏、说话等产生的飞沫进入易感黏膜表面造成感染。二是接触传播，在接触感染者接触过的东西后触碰自己的嘴、鼻子或眼睛导致病毒传播。气溶胶、消化道等传播途径尚待进一步明确。气溶胶传播指飞沫混合在空气中，形成气溶胶，吸入后导致感染；病毒携带者哪怕不咳嗽、不打喷嚏，也可能悄无声息地不间断地释放含病毒的气溶胶，其传播距离之远可能超过我们的想象，但传染也与浓度有关。

3. 易感人群

对新型冠状病毒人群普遍易感。

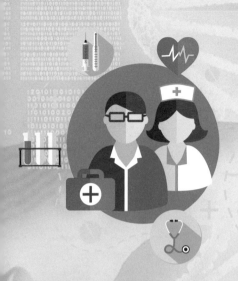

PART
二

新冠肺炎症状、就
医、隔离与治疗

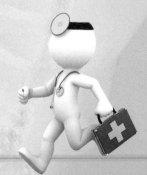

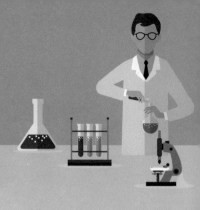

（一）症状

　　基于目前的流行病学调查，2019-nCoV感染的肺炎潜伏期最长可达14天，多为3～7天。最新情况表明，潜伏期具有传染性，也就是说，在个体已经感染病毒但未发病的这段时间，也有传染他人的可能性，而且也发现个别病例有超过潜伏期发病现象。

　　早期2019-nCoV感染的肺炎患者，可表现为头痛、咽痛、鼻塞、打喷嚏、咳嗽等症状，与流感和普通感冒类似，但其实它们之间有明显区别（表1）。

表1　新冠肺炎与流感和普通感冒的区别

	新冠肺炎	流　感	普通感冒
病原体	新型冠状病毒（2019-nCoV）	流感病毒	病毒、细菌、支原体、衣原体等多种病原体
主要症状	发热、乏力、干咳为主，部分患者无发热，或出现胸闷、呼吸困难等症状	高热、咳嗽、咽痛、头痛、肌肉疼痛也可引起肺炎，但是并不常见	鼻塞、流鼻涕等，多数患者症状较轻，一般不引起肺炎
是否有疫苗可预防	否	是，建议每年接种一次	否

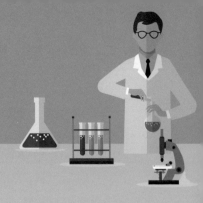

（二）就医

1. 有新冠肺炎疑似症状

如果出现下列情况，立即向所属部门报告，并应及时前往定点医院的发热门诊就诊。

（1）发热（腋下体温 ≥ 37.3 ℃）或呼吸道感染症状。

（2）发病前14天内有武汉市及周边地区，或湖北以外省有病例报告社区的旅行史或居住史。

（3）发病前14天内与2019-nCoV感染

者(核酸检测阳性者)有接触史。

（4）发病前14天内曾接触过来自武汉市及周边地区，或湖北以外省有病例报告社区的发热和（或）有呼吸道症状的患者。

（5）聚集性发病。

就医途中应全程佩戴口罩，避免搭乘公共交通工具，可乘坐私家车、政府指定专车或呼叫救护车，在路上和医院尽可能远离其他人（至少1米）。

就医时，应如实详细讲述患病情况和就医过程，尤其应告知医生近期的湖北等病例持续传播地区的旅行和居住史、肺炎患者或疑似患者的接触史、动物接触史等。

就医前后，可参考"三、预防措施"对周围环境进行清洁消毒。

到发热门诊后，护士会测量体温是否超过37.3 ℃，并询问流行病学史。对于发热且有流行病学史的患者，医生会安排血常规、肝肾功能、心肌酶、DR胸片或CT等检查。

检测结果出来后，发热门诊医生会根据结果进行判断。

如果怀疑是新冠肺炎，医院会请专家进行会诊。在此期间，发热患者会被安排隔离观察。

如怀疑是新冠肺炎，医院会把患者转诊至定点医院进行隔离治疗，并进行病原学检测。

定点医院和发热门诊名单可参考各省市卫生健康委官方网站发布的通知，也可在国务院客户端的小程序首页"发热门诊"栏下查询附近发热门诊、医疗救治定点医院。上海市有110家指定发热门诊，详见上海市卫健委官网。

2. 其他疾病患者在疫情期间的就医

原则上来说，疫情期间除非是必须立即

就医的急危重症患者，否则应尽量少去或不去医院。

如果必须就医，应就近选择能满足需求的、门诊量较少的医疗机构。

如果必须就医，可只做必需的、急需的医疗检查和医疗操作，其他项目和操作尽可能择期补做。

如果可以选择就诊科室，尽可能避开发热门诊、急诊等诊室。

慢性病稳定期患者应加强自我管理，按要求治疗和管理已有慢性病。备齐药物，按时服药，密切观察所患慢性病的症状变化与病情进展，加强与医生之间的联系。

高血压患者应每天测量血压。若出现收缩压 ≥ 180 mmHg 和（或）舒张压 ≥ 110 mmHg；意识改变、剧烈头痛或头晕、恶心呕吐、视物模糊、眼痛、心悸、胸闷等危急情况时，请及时联系医生或到医院就诊。

糖尿病患者应自我监测血糖和血压。若出现血糖 ≥ 16.7 mmol/L 或血糖 ≤ 3.9 mmol/L；收缩压 ≥ 180 mmHg 和（或）舒张压 ≥ 110 mmHg；意识或行为改变，或有其他的突发异常情况，如视力骤降等状况，请及时联系医生或到医院就诊。

前往医院时，应尽可能事先通过网络或电话了解拟就诊医疗机构情况，做好预约和准备，熟悉医院科室布局和步骤流程，减少就诊时间。

在前往医院途中和医院内，患者与陪同家属均应该全程佩戴医用外科口罩或N95口罩。应避免乘坐公共交通工具前往医院，建议乘坐私车和指定专车。随时保持手卫生，准备含酒精成分的免洗洗手液。

在前往医院途中和医院内，人与人之间尽可能保持距离（至少1米）。若路途中污染了交通工具，建议使用含氯消毒剂或过氧乙酸消毒剂，对所有被呼吸道分泌物或体液污染的表面进行消毒。

尽量避免用手接触口、鼻、眼，打喷嚏或咳嗽时，用纸巾或手肘衣服遮住口鼻。接触医院门把手、门帘、医生白大衣等医院物品后，尽量使用手部消毒液，如果不能及时对手消毒，则不要用手接触口、鼻、眼。医院就诊过程中，尽可能减少医院停留时间。

自医院返家后，立即更换衣服，用流动水认真洗手，衣物尽快清洗，有条件者可先行用84消毒液处理。若出现可疑症状（包括发热、咳嗽、咽痛、胸闷、呼吸困难、乏力、恶心呕吐、腹泻、结膜炎、肌肉酸痛等），根据病情及时就诊，并向接诊医师告知过去2周的活动史。

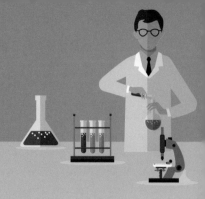

（三）隔离

隔离分为住院医疗隔离、院外隔离。院外隔离又分为自我隔离、居家隔离和集中隔离。

自我隔离是遏制疫情的主要非药物干预和低成本的措施，是指有关疫情任何危险情况可能发生时，人员的即刻就地隔离，其中个人防护措施是控制传染病流行的有效措施之一。

居家隔离是指虽然具备流行病学史，但没有任何症状和临床表现，以及医院检查均为阴性，只是有潜在可能性的人员在家中隔离。

集中隔离是指单位同意必须解决的在该地没有固定住所人群的按照疾病防控角度管理的集中居住点的隔离。高校和其他有宿舍的单位可以使用集中隔离。如重点地区返校人员集中居住符合隔离条件的统一住宿等。非重点地区大学生返沪前应自行居家隔离满14天后返沪，并填写健康状况信息登记表和隔离观察结束承诺书（详见上教委办【2020】2号文）。

　　隔离期间，要发挥学校医院和社区中心的作用。隔离者可以在家通过电话或微信，向医生或工作人员寻求咨询和帮助。医生或工作人员也可通过电话、微信视频等方式了解和观察隔离者的健康状况，并进行随访指导。

1. 隔离对象

（1）出现疑似症状的个体

　　个体出现疑似症状应首先自我隔离并尽

快到就近的发热门诊就诊，具体就医过程可参考本章"（二）就医"中的"有新冠肺炎疑似症状"。

（2）密切接触者和可疑暴露者

密切接触者和可疑暴露者必须进行隔离医学观察。密切接触者指凡与传染源（新冠肺炎患者和2019-nCoV携带者）有过密切接触并可能受感染者。包括以下几种情况：

① 与感染者共同居住、学习和工作，公共场所与感染者有近距离接触的人员，经调查评估后认为可能感染者。

② 可疑暴露者指暴露于2019-nCoV检测阳性的野生动物或病毒污染的物品和环境，且暴露时未采取有效防护的所有人员。

2. 自我隔离

自我隔离的要求如下：

（1）隔离者安置在通风良好的独立房

间。如果没有独立的房间，照料者也要与隔离者保持至少1米的距离。

（2）固定成员进入隔离者活动空间时应佩戴口罩。拒绝不相关人员的探访。

（3）限制隔离者的活动范围，确保共享区域通风良好。

（4）不随地吐痰，咳嗽或打喷嚏时用纸巾或手肘衣服遮掩口鼻。

（5）勤洗手。使用肥皂和清水洗手时，最好使用一次性擦手纸。尽量减少和避免接触隔离者使用的用品（手机、遥控器、餐具和毛巾等），做好公共用品（桌椅和门把手等）的消毒，推荐使用含氯消毒剂和过氧乙酸消毒剂。

（6）佩戴好一次性手套和口罩进行家庭环境清洁和消毒，用含氯消毒液湿式拖地，做好垃圾的密封和处理。保持家庭环境清洁。

（7）若有症状发生考虑立即就医，参照本章"（二）就医"程序处理。或进入居家隔离和集中隔离。

3. 集中隔离

集中隔离的要求如下：

（1）集中隔离点配备医护及相关专业人员，主要工作职责是对集中医学观察隔离人员进行体温监测、症状观察，以及宣教、流行病学调查、指导消毒等。

（2）集中隔离点要准备足够的消毒剂和相应的消毒器械。消毒剂包括：免洗手消毒剂、含氯（溴）消毒剂、过氧化氢或二氧化氯、1%过氧化氢湿巾或75%的乙醇棉球等。消毒器械包括：储压式手动或蓄电池常量喷雾器、电动或蓄电池超低容量喷雾器等。

（3）消毒。集中医学观察对象进入隔离房间后，工作人员对移送医学观察人员的通道及可能接触的门把手等各类物体表面进行一次终末消毒，可用 1% 过氧化氢或 500 mg/L 含氯（溴）消毒液进行喷雾或擦拭消毒。按规定开展日常消毒工作，并做好清洁消毒记录。消毒方法按照《上海市新型冠状病毒感染的肺炎疫情防控方案（试行）》中的消毒规定执行。

（4）隔离区个人防护。

① 个人防护用品，包括：一次性帽子、一次性外科口罩（带鼻夹）、医用防护口罩、一般隔离衣、医用防护服、护目镜、乳胶或橡胶手套、一次性鞋套等。在接收集中医学观察的人员前对进驻的工作人员和服务人员进行个人防护的培训。

② 在测量体温、诊疗时一般应用微信、电话等多媒体形式进行，以减少交叉感染风险；对于房间的清洁消毒或收集餐后餐具及剩余饭菜等活动中，工作人员应事先

穿戴一次性帽子、一次性外科口罩（带鼻夹）、一般隔离衣、乳胶或橡胶手套、一次性鞋套。

③ 在医护办公室设有台面或橱柜，存放个人防护用品和免洗手消毒剂，必要时还要放置消毒盆或桶，用于护目镜的消毒；在办公室外特定区域还应设有垃圾箱（桶），内放医疗废物垃圾袋。个人防护用品的穿戴需在办公室进行。脱卸在特定区域进行，脱卸的个人防护用品应放入医疗废物垃圾袋内，双层扎紧作为医疗废物处置。

（5）手卫生。工作人员应教育集中医学观察对象勤洗手。工作人员在每次操作活动前后，也应进行洗手和手消毒；饮食前需洗手，以防止自身的感染。如果双手看起来干净，可以使用含乙醇的液体消毒剂来消毒（在室内使用时一定要远离火源）；如果手不干净，则需要使用肥皂和流水清洁，之后最好使用一次性的纸巾擦干双手。

（6）异常情况的处置。医护人员判定属于疑似病例情况，应立即转诊至定点医疗机构进行诊治。

（7）集中医学观察对象结束后的终末消毒。所有集中医学观察对象解除医学观察后，应对集中隔离点进行一次终末消毒。可采用喷雾或擦拭消毒，具体方法和浓度参照日常消毒的要求。

4. 居家隔离

居家隔离的要求：

（1）将隔离对象安置在通风良好的独立房间，由一位固定的身体健康的家属照顾。房间内避免使用加湿器进行空气湿化。如果使用分体空调需要定期进行清洁和消毒。没有冬季供暖的地区，推荐使用没有排风送风的电暖器进行取暖。照顾者需要生活在不同房间，如果实在没有条件，在加强通风、隔离者和照顾者佩戴好口罩的同时，照顾者要与隔离者保持1米以上的距离。

（2）拒绝除照顾者之外的人探视。

（3）隔离者减少活动，限制居住空间，确保需要共用的空间（比如厨房和卫生间）通风良好（保持窗户持续开放）。卫生间需要保持通风，检查并尽量保证下水道为贮水、防臭、防反流的排水口。洗澡后及时通风，避免在洗澡时使用排风扇，这样可以最大限度地减少卫生间里抽吸形成气溶胶。

（4）照顾者与隔离者在同一房间时，都应该佩戴与面部严密贴合的口罩。如果口罩变湿或是变脏，应该立即更换。口罩使用后立即丢弃，随后进行手消毒。

（5）只要与隔离者接触或是进入患者房

间、备餐前后、进食前、如厕后以及任何看起来手脏的时候，都要进行手消毒；任何情况下，出隔离者房间后应立即进行手消毒。

（6）注意手卫生。

（7）所有成员须进行呼吸道隔离。在咳嗽或是喷嚏时，使用医用口罩、面罩或纸巾来覆盖，随后洗手。及时丢弃遮盖口鼻的一次性物品，或是及时清洁（使用肥皂清洗手帕）。

（8）不要直接接触身体分泌物，特别是痰液和粪便。使用一次性手套进行口腔和呼吸道护理，处理尿便和其他废物。在摘掉手套后也需要洗手。

（9）接触过隔离者的手套、纸巾、口罩以及其他废物都应该放在隔离者房间专用的垃圾袋里面，标记为污染物封口后再丢弃。

（10）照顾者不要共用任何可能导致感染的物品，包括牙刷、餐具、饮料、毛巾、衣物以及床上用品。餐具经过洗涤剂清洗和消毒后才可以再次使用。

（11）定期消毒。

① 房间内的餐桌、床头桌、卧室家具等台面：每天用稀释后的漂白消毒剂（1份漂白剂+99份水）清洁。

② 卫生间盥洗室台面：用稀释后的漂白消毒剂（1份漂白剂+99份水）清洁，每天至少一次。

③ 隔离者的床单、被罩、衣物：应以60℃～90℃的水清洗并彻底烘干。

④ 注意：在清洁和处置台面、清洗衣物以及处理分泌物时，需要佩戴一次性手套，穿防护服。摘除手套后应尽快丢弃并洗手。

（12）隔离者的各种排泄物或分泌物都有可能传播病毒。除了飞沫、痰液等，还需要注意粪便、尿液和呕吐物。有条件时最好能使用消毒片剂（如84消毒片剂）混合作用2小时后再排入下水道。使用抽水马桶冲水时需盖上马桶盖，同时尽量避免倒水冲洗马桶的行为。不论何时，处理完隔离者的排泄物或呕吐物，需要立即洗手。

解除隔离与就医：出现发热（腋下体温 ≥ 37.3 ℃）和（或）呼吸道感染症状，以发热、乏力、干咳为主要表现，少数患者伴有鼻塞、流涕、咽痛和腹泻等症状，立即就医。参照本章"（二）就医"程序处理。还需注意重型、危重型患者病程中可为中低热，甚至无明显发热。

5. 接受和解除隔离的程序

接受隔离的程序：

（1）符合隔离对象要求，并由所属部门同意的需要隔离的对象。

（2）建立隔离观察日志，逐一查验核对登记对象姓名、性别、部门、证件号码、居住地址和联系电话等个人信息，并记录每日对象健康状况。

（3）告知隔离期间的规定和注意事项，并签署告知书。

（4）信息及时上报主管部门。

解除隔离的程序：

（1）在解除医学观察到达期限后，测量体温，询问健康状况。

（2）对体温正常，无发热、咳嗽等症状根据实际情况考虑进一步血常规及胸胸部影像学等实验室检查均阴性者，出具解除告知单，解除医学观察。

（3）由工作人员陪同经观察对象专门通道离开集中隔离医学观察点。

6. 消毒与个人防护

参照国家卫健委《医疗机构内新型冠状病毒感染预防与控制技术指南（第一版）》

《新型冠状病毒感染的肺炎防控中常见医用防护用品使用范围指引（试行）》、上教委办【2020】2号文的要求，做好消毒及个人防护。

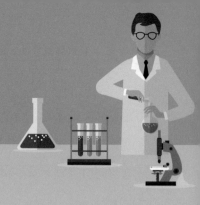

（四）治疗

可参见国家卫生健康委发布的最新版《新型冠状病毒感染的肺炎诊疗方案》，目前为试行第五版（截至2020年2月6日）。

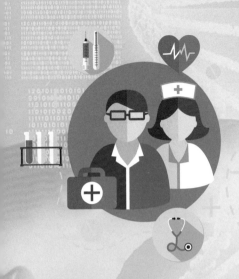

PART

三

预防措施

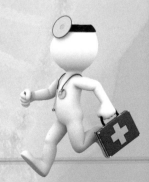

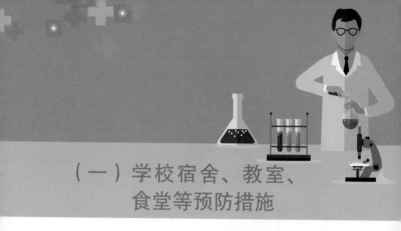

（一）学校宿舍、教室、食堂等预防措施

1. 尽量减少外出活动

（1）避免去疾病正在流行的地区。出差等人员应该向所在学校或单位提出申请同意后方可出差、出国或学术交流等。

（2）建议疫情期间减少走动和集体聚餐，尽量在宿舍休息，必要课程可以考虑线上和视频等新媒体平台。

（3）禁止到人员密集的校外公共场所活动，尤其是空气流动性差的地方，例如公共浴池、温泉、影院、网吧、KTV、商场、车站、机场、码头、展览馆等。

2. 个人防护——外出佩戴口罩（图5）

（1）外出前往公共场所、就医和乘坐公共交通工具时，佩戴医用外科口罩或N95口罩。

（2）正确佩戴步骤：

① 在佩戴医用外科口罩前，应先查看其是否在有效期内。

② 鼻夹侧朝上，深色面朝外（或褶皱朝下）。

③ 上下拉开褶皱，使口罩覆盖口、鼻、下颌。

④ 将双手指尖沿着鼻梁金属条，由中间至两边，慢慢向内触压，直至紧贴鼻梁。

⑤ 适当调整口罩，使口罩周边充分贴合面部。

（3）不建议重复使用一次性口罩，如

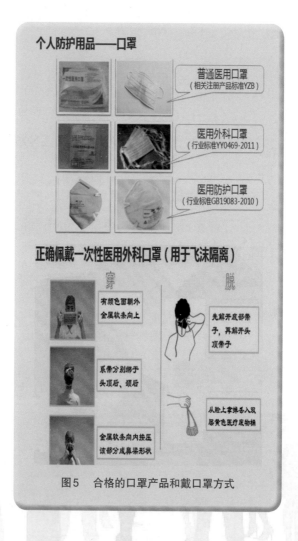

个人防护用品——口罩

普通医用口罩
（相关注册产品标准YZB）

医用外科口罩
（行业标准YY0469-2011）

医用防护口罩
（行业标准GB19083-2010）

正确佩戴一次性医用外科口罩（用于飞沫隔离）

穿　　　　　脱

有颜色面朝外
金属软条向上

系带分别绑于
头顶后、颈后

金属软条向内按压
该部分成鼻梁形状

先解开底部带子，再解开头顶带子

从脸上拿下丢入双层黄色医疗废物桶

图5　合格的口罩产品和戴口罩方式

果在可使用时效内，且由于某些特殊情况必须重复使用时，不要直接将口罩摘下来后塞在口袋或包里，应叠好（接触口鼻的一面朝里折叠）放在清洁的自封袋中，以免口罩内面被外面污染。摘下口罩后应及时洗手。

（4）健康人群佩戴过的口罩，没有新型冠状病毒传播的风险，一般在口罩变形、弄湿或弄脏导致防护性能降低时更换。健康人群使用后的口罩，按照生活垃圾分类扔到干垃圾桶内。

（5）疑似病例或确诊患者佩戴的口罩，不可随意丢弃，应视作医疗废弃物，严格按照医疗废弃物有关流程处理，不得进入流通市场。

口罩的节俭用法

（1）在每次使用完3M口罩之后进行清洁，不仅仅能够保障卫生，而且可以提高

3M口罩的使用寿命和保障防护效果，清洁口罩步骤如下：

① 取下滤毒盒，滤棉等过滤材料，如有必要可取下吸气阀、呼吸阀、头带等配件。

② 将面罩浸在温度56℃的温水中，浸泡30分钟；如果需要，使用中性洗涤剂，不能使用润肤皂，碱性肥皂和洗衣粉。

③ 面罩消毒。可以将面罩浸入季铵类消毒剂或次氯酸钠溶液中（30毫升家用漂白剂溶在7.5升水中）或其他含乙醇或氯的消毒液中进行消毒。

④ 用干净的温水淋洗，在洁净环境中风干。

⑤ 不使用时，将面罩本体、滤毒盒及滤棉放入储存袋中，存放于远离污染的储物柜中。

（2）口罩内加一片纸巾，每1小时或根

据实际情况可以随时更换纸巾，口罩外加围巾，可以定期清洗围巾。

（3）在非常紧缺物资的情况下可以自制一次性无纺布口罩。选择医用无纺布，要有三层基本结构（s层、m层，s层），m层因为是阻菌层，起阻挡细菌的作用，所以很重要。一次性无纺布口罩长18 cm、宽16 cm；缝制打折时，中间需打三个折子，每个折子大约2 cm，折子的方向要一致；白边带长度要适当，上面的白边带长40 cm，下面的白边带30 cm。制作好的口罩需进行50分钟的高压灭菌消毒。

3. 保持手卫生（图6）

（1）减少接触公共场所的公共物品和部位。

（2）从公共场所返回、咳嗽手捂之后、饭前便后，用洗手液或香皂流水洗手，或者

个人防护——手卫生

手卫生的五大指征

在下列情况下，应用皂液+流动水洗手或者使用酒精性免洗手消毒液洗手

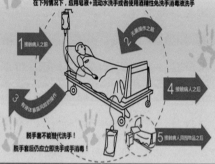

1 接触病人之前
2 无菌操作之前
3 有血液体液暴露风险操作之后
4 接触病人之后
5 接触病人周围物品之后

脱手套不能替代洗手!
脱手套后仍应立即洗手或手消毒!

个人防护——手卫生

如何洗手

第一步，双手手心相互搓洗（双手合十搓五下）
第二步，双手交叉搓洗手指缝（手心对手背，双手交叉相叠，左右手交换各搓洗五下）
第三步，手心对手心搓洗手指缝（手心相对十指交错，搓洗五下）
第四步，指尖搓手心，左右手相同（指尖放于手心相互搓洗）
第五步：一只手握住另一只手的拇指搓洗，左右手相同
第六步：指尖摩擦掌心或一只手握住另一只手的手腕转动搓洗，左右手相同。

图6 正确的手卫生

使用含酒精成分的免洗洗手液。

（3）不确定手是否清洁时，避免用手接触口鼻眼。

（4）打喷嚏或咳嗽时，用手肘衣服遮住口鼻。

4. 健康监测与就医

（1）主动做好个人的健康监测，自觉发热时要主动测量体温。

（2）若出现可疑症状，应主动戴上口罩及时就近就医。

若出现新型冠状病毒感染可疑症状，应根据病情，及时到定点医疗机构就诊。并尽量避免乘坐地铁、公共汽车等交通工具，避免前往人群密集的场所。就诊时应主动告诉医生自己的相关疾病流行地区的旅行居住史，以及发病后接触过什么人，配合医生开展相关调查。

5. 保持良好卫生和健康习惯

（1）居室勤开窗，经常通风。

（2）宿舍集体居住成员不共用毛巾，保持家居、餐具清洁，勤晒衣被。

（3）不随地吐痰，口鼻分泌物用纸巾包好，弃置于有盖垃圾箱内。

（4）注意营养，适度运动。

（5）不要接触、购买和食用野生动物（即野味），尽量避免前往售卖活体动物（禽类、海产品、野生动物等）的市场。

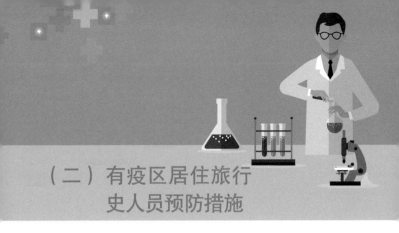

（二）有疫区居住旅行史人员预防措施

（1）尽快到所在社区及学校相关部门进行登记，减少外出活动，尤其是避免到人员密集的公共场所活动，进行自我隔离。

（2）从离开疾病流行地区的时间开始，连续14天进行自我健康状况监测，每天两次。需居家隔离或集中隔离。

（3）若出现新型冠状病毒感染可疑症状应根据病情及时就诊。

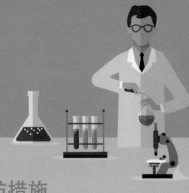

（三）家庭预防措施

1. 日常家庭预防

（1）避免去疾病正在流行的地区。

（2）减少或不到人员密集的公共场所活动，尤其是空气流动性差的地方，例如公共浴池、温泉、影院、网吧、KTV、商场、车站、机场、码头、展览馆等。

（3）不要接触、购买和食用野生动物（即野味），避免前往售卖活体动物（禽类、海产品、野生动物等）的市场，禽肉蛋要充分煮熟后食用。

（4）居室保持清洁，勤开窗，经常通风。

（5）随时保持手卫生。从公共场所返回、咳嗽用手捂之后、饭前便后，用洗手液或香皂流水洗手，或者使用含酒精成分的免洗洗手液；不确定手是否清洁时，避免用手接触口鼻眼；打喷嚏或咳嗽时用手肘衣服遮住口鼻。

（6）外出佩戴口罩。外出前往公共场所、就医和乘坐公共交通工具时，应佩戴医用外科口罩或N95口罩。

（7）保持良好卫生和健康习惯。家庭成员不共用毛巾，保持家居、餐具清洁，勤晒衣被。不随地吐痰，口鼻分泌物用纸巾包好，弃置于有盖垃圾箱内。注意营养，勤运动。

（8）主动做好个人及家庭成员的健康监测。自觉发热时要主动测量体温。家中有小孩的，要早晚摸小孩的额头，如有发热要为其测量体温。

（9）准备常用物资。家庭备置体温计、一次性口罩、家庭用的消毒用品等物资。

2. 家庭成员出现可疑症状时的建议

（1）若出现新型冠状病毒肺炎可疑症状，如发热、咳嗽、咽痛、胸闷、呼吸困难、轻度纳差、乏力、精神稍差、恶心呕吐、腹泻、头痛、心慌、结膜炎、轻度四肢或腰背部肌肉酸痛等症状，应根据病情及时就医。

（2）避免乘坐地铁、公共汽车等公共交通工具，避免前往人群密集的场所。

（3）就诊时应主动告诉医生自己的相关疾病流行地区的旅行居住史，以及发病后接触过什么人，配合医生开展相关调查。

（4）患者的家庭成员应佩戴口罩，与无

症状的其他家庭成员保持距离，避免近距离接触。

（5）若家庭中有人被诊断为新型冠状病毒肺炎，其他家庭成员如果经判定为密切接触者，应接受14天医学观察。

（6）对有症状的家庭成员经常接触的地方和物品进行消毒。

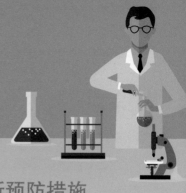

（四）公共场所预防措施

（1）公共场所工作人员要自行监测健康状况，若出现新型冠状病毒感染的可疑症状不要带病上班。

（2）若发现新型冠状病毒感染的可疑症状者，工作人员应立即让其自我隔离，并上报相关部门。

（3）公用物品及公共接触物品或部位要定期清洗和消毒。

（4）保持公共场所内空气流通。保证空调系统或排气扇运转正常，定期清洗空调滤网，加强开窗通风换气。

（5）洗手间要配备足够的洗手液，保证水龙头等供水设施正常工作。

（6）保持环境卫生清洁，及时清理垃圾。

（7）疾病流行地区，公众应尽量减少或不前往公共场所，尤其避免前往人流密集和空气流通较差的地方。

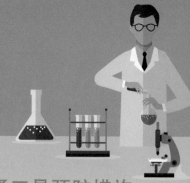

（五）公共交通工具预防措施

（1）发生疾病流行地区的公共交通工具，在岗工作人员应佩戴医用外科口罩或N95口罩，并每日做好健康监测。

（2）公共交通工具建议备置体温计、口罩等物品。

（3）增加公共交通工具清洁与消毒频次，做好清洁消毒工作记录和标识。

（4）保持公共交通工具良好的通风状态。

（5）保持车站、车厢内的卫生整洁，及时清理垃圾。

（7）做好人员工作与轮休安排，确保司乘人员得到足够休息。

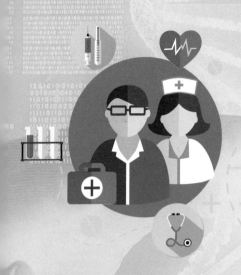

心理支持

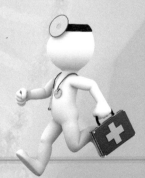

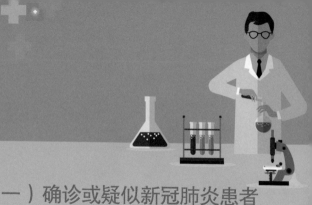

（一）确诊或疑似新冠肺炎患者

由于缺乏特异性的治疗手段，以及疾病自身较强的传染性，确诊或疑似患者承受着来自病痛和面对死亡的双重压力，同时还担心与自己接触过的家人、朋友的安危，陷入深深的自责之中。此时如果感到焦虑、恐惧、愤怒、无助等，都是正常的情绪反应。患者首先要做的是适应住院环境和治疗过程，信任医务人员，积极配合治疗，然后努力控制负性情绪，如悲观、自责自怨、紧张，促进正性情感，如自信、乐观、勇敢等。

1. 正确认识处境的严重性。

因为本病是一种严重传染病，患病后必须住院隔离，有一段时间远离家人，对此应有足够的心理准备，准备承受孤独。对于依赖性较重、年龄较小的患者尤为重要。

2. 积极获取有关疾病与治疗的信息，正确评价自己的病情与估计预后

既不低估病情、满不在乎；也不要盲目夸张，认为一旦患病，必死无疑。目前为止，已有新型冠状病毒肺炎患者治愈，死亡者为极少数。学习相关医疗知识，学会自我医疗照顾，有不适及时向医护人员反映。

3. 学会表达内心的需要与感受

把无助、失望、不满等负性情绪及时发泄出来，不要闷在心里，也不要担心别人嘲

笑自己懦弱。可与病友沟通，交换情绪和看
法，彼此间获得稳定的情感支持；或主动向
医护人员咨询，获得专业指导。

4. 确定生活目标

（1）根据实际情况，确定具体的、有限
的生活目标。如怎样配合医院，尽早消除症
状，恢复健康，这是当前最重要的事；而不
必过多考虑院外的事情，如家人的安排。

（2）通过评价病情与估计预后，需要修
改病前的生活目标，重建现实可行的未来生
活目标。以前制定好的工作学习计划或人生
安排可能因患病改变，为此要做好充分的心
理准备。

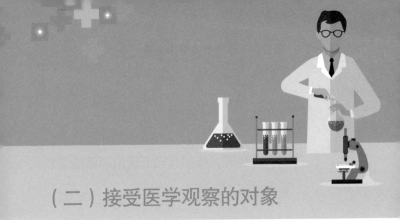

（二）接受医学观察的对象

　　隔离人员因为尚未确诊，往往承担着较大的心理压力。因此，应积极调整心态，采取应对策略，一方面可减轻不良情绪引发的躯体化症状，另一方面有助于自身免疫力提升抗击病毒侵袭。

1. 了解真实可靠的信息与知识

　　尽可能地收集一些权威性的资料信息，详细了解疾病的有关信息，对真实的疫情、传染的可能性、疾病对身体的损害及病死率等有一个清晰的了解，这有助于隔离人员心理的稳定。

2. 正视自身情况，接纳自己出现的不良情绪

感到恐惧、紧张、烦躁、孤独、委屈、愤怒、羞愧、多疑、抑郁等，甚至悲观时自责内疚、愤怒时抱怨他人、责怨政府等，都是我们对压力的反应。在特定情况下，这些反应在每个人身上都会或多或少地出现，并且都会随着时间的推移而慢慢消退。它们并不说明我们的脑子或身体出了问题，不要因为这些不舒适的感受而过于害怕和不接纳，从而导致紧张情绪的恶性循环；更不要强求自己没有情绪反应、完全做到不紧张。要学会与这些情绪和平共处。

3. 正视接纳隔离的处境

隔离者会难受，这是很自然的，但这是为了更好地保护自己、保护他人。我们也

要面对他人的有意回避和疏远，或者那些因为过于恐惧病毒而抱怨我们、迁怒于我们的人，这些可能让我们产生自己是"不祥的""令人讨厌的"等不恰当的羞耻感。我们要理解，别人回避疏远的不是我们这个人，而是具有传染性的病毒。人类与各种疾病、灾难的斗争是永恒的，在每一次的这种斗争中，为了整个社会和大众的利益总会有一些深具责任感的人要牺牲他们的利益、自由，甚至生命。而我们尚在观察期，即使不幸感染也有极大可能性治愈。

4. 寻求处理压力的资源

多与自己的亲人、朋友、同事、组织等沟通，虽然不能面对面，但完全可以通过现代通信手段如电话、短信、电子邮件、网上聊天等，彼此倾诉内心的感受，相互问候、安慰、支持与鼓励对我们都是有益的。一个人在面对痛苦时我们会很孤单，很多人和我们共同面对难关时我们就会更有力量。

5. 积极地配合科学有效的治疗

虽然目前还没有针对新型冠状病毒的特效药物，但一定要依从科学的治疗方法，保证足够的营养、维持身体各个系统的功能、预防并发症，同时心理上积极乐观地对待疾病的态度也是非常重要的，充分相信并感激我们身体的自我协调及康复的能力。

6. 尽可能多地保留正常生活内容

隔离对生活的影响常常是多方面的，工作、学习、娱乐休闲、饮食等，但我们应在做好必要的科学的治疗防护措施的同时尽可能正常生活，一方面可以使损失减少到最小，另一方面也会使得情绪尽快恢复，正常的生活才会有正常的情绪。

7. 投身于建设性的事情

常说"化悲痛为力量",人们处于痛苦状态时最成熟的方法莫过于将这种痛苦的情绪升华为一种具有建设性意义的动力。著名心理学家维克多·弗兰克尔作为纳粹集中营的幸存者写下了心理学的不朽之作《活出生命的意义》。诗人歌德在失恋的日子里完成了《少年维特的烦恼》。病毒让我们遭受疾病和被隔离的痛苦,我们就要更加积极地参与到与病毒的抗争中,努力配合隔离与治疗,在可能的情况下保持工作或创作。

8. 寻找逆境中的积极意义

可以把隔离当成一次短暂的假期,使我们暂时远离喧嚣的人群,冷静地想想以前没有时间思考的问题、看看想看的书和娱乐节目、听听喜欢的音乐，享受短暂的独处与离别。

9. 善用专业的心理学的帮助

必要时，可在线咨询自身病情以得到科学合理建议，当自我心理调适困难时亦可拨打心理干预或咨询热线。

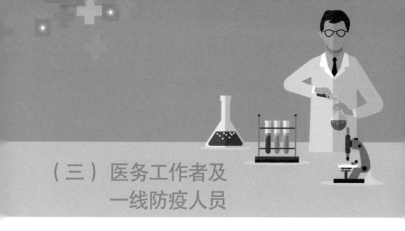

（三）医务工作者及
　　　一线防疫人员

1. 常见反应

　　此次疫情中，医务工作者的职责决定了其在这次战役中承担着最重要同时又是最危险的任务。一线防疫人员也同样在重压之下，会出现各种心理问题，最常见的反应包括以下几种：

　　（1）害怕家人亲属为自己担心，因此他们总会想找时间与家人联络，报个平安；当听说家人遇到困难时，也会感到自己没有能为家人多做些事情而难过自责。

（2）医务工作者由于每天忙于大量的临床工作，身体和心理都会很疲惫。如果信息沟通不畅，会对工作前景感到茫然，认为工作漫长无期，对每天从事临床工作产生悲观厌恶情绪。

（3）当看到患者非常痛苦，自己虽已竭尽全力仍不能挽回其生命的时候，会在心理上出现自我挫败感，认为自己不是一个好医生、好护士，强烈地自责和内疚。

（4）一线防疫人员当看到其他人员都在忙着疫情防控工作时，会感到别人都比自己坚强，认为自己是最脆弱的人，进而不接纳自己的脆弱，不敢承认和表达自己的痛苦情绪，更不想与他人交流，担心说出自己的心情后，会被别人瞧不起，经常是独自一个人来承担痛苦，靠理智和意志来压抑、控制自己的情绪，结果更加感到痛苦和无助。

2. 干预措施

在上述情况下，医护人员和其他一线疫情防控人员会变得焦虑不安，控制不住地常发脾气，对患者和同事变得缺乏耐心。当遇到患者抱怨时，会感到自己很委屈，不被理解。这些心理反应会在很大程度上影响医护人员的相互配合和工作效率。因此，他们应该及时得到心理辅导与帮助。此时，社会、医院和个人都可以采取一些必要的干预措施来维持良好的心理状态，积极做好心理调适，既可以保持战斗力，又能有效预防心理创伤和应激障碍。社会和医院可以采取以下措施：

（1）尽可能消除一线工作者的后顾之忧，家庭有困难的需要安排志愿者协助其家庭生活，让医务工作者安心投入工作。

（2）对于已经在疫情一线工作的医护

及其他人员，合理排班，计划在前，让每个人对自己的工作有充分的心理预期，避免临时安排工作；保持适当休息，保证充分的睡眠和饮食。提供不返家的自我隔离的休息区和睡眠区。

（3）对于即将进入疫情一线工作的医护人员，建议在上岗前进行业务培训的同时，进行应激的预防性晤谈。集体晤谈目的是：公开讨论内心感受；支持和安慰；资源动员；帮助当事人在心理上（认知上和感情上）对应激有所准备。

（4）让医护人员和其他一线疫情防控人员了解对于灾难事件的正常反应，当出现以下征象时，及时提供帮助：交流思想出现困难、难以记住指令、维持平衡出现困难、为小事发生争执、难以做决定、注意范围狭窄、不必要的冒险行为、震颤/头痛/恶心、视野局限/听力模糊、感冒或流感样症状、定向障碍或精神混乱、注意集中困难、无目的动作、容易受挫折、难以解决问题、下班时难以平静下来、拒绝执行命令、拒绝离开现场、增加使用药物/酒精、比平时显得笨拙等。

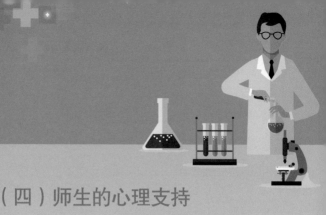

（四）师生的心理支持

面对新冠肺炎疫情的不断传播和发展，每个身处其中的高校师生都面对着未知的疾病风险，对于疫情存在强烈的担忧、恐惧、愤怒等情绪反应，积极情绪明显减少，很多人甚至由于消极情绪的持续存在和难以摆脱，导致正常生活都受到明显干扰。以下方法能够使广大师生提高居家自我心理调节能力，从而积极、理性应对疫情。

1. 普通心理支持

（1）合理关注疫情，"定时"而非

"时时"

信息管理是对疫情信息处理传统方式的改变，是对疫情及其造成的心理影响的一种调节管理方法。公众应从正规渠道了解疫情和相关防护知识信息，采取积极有效的防护措施，做好自我防护。频繁地报道旨在引起重视，但没有必要因此产生恐慌，疾病的实际严重程度不会因报道的频繁而加重。可以设定"信息闹钟"，在一天的时间中，每隔半天，用几分钟来关注疫情信息，其他时间安排运动、工作、家务或者休闲娱乐等日常活动，在掌握疫情的同时，获得正常的休息，愉悦情绪。在必要防护的情况下，丰富且规律的生活能让我们的"心理免疫力"增强，更有力量和信心面对不断变化且未知的风险。

（2）保持社会联系，彼此给予支持

面对疫情带来的风险，人们经常会感到

自己孤立无援，密切的家庭联系和社会支持是"安全感"的重要来源。这时建议多与朋友交流，相互鼓励，沟通感情，加强心理上的相互支持。同时也要注意避免无防护的面谈，鼓励通过电话、互联网、手机短信等方式进行交流，这样可以避免传播新型肺炎。对于有困难的师生，尽力给予更多鼓励和生活上的照顾。随着防控时间的延长，彼此的支持能够让我们更持久地应对困境。

（3）监测心理电量，自助先于助人

面对疫情严重地区的困境，我们有时也会感到挫败或做得不够。建议这部分民众做好"心理电量监测"，每隔半天，花费1分钟时间来评估目前的情绪状况（从0到100打分，100表示情绪积极，精力充沛；0表示身心俱疲，情绪严重耗竭）。如果已经出现了耗竭、无助和挫败的情况，请调整施助的节奏和强度，或者休息放松来"充电"。

如果自己感受到情绪和身体的异常和不适，请积极求助或就诊，避免持续的投入造成"心理电量"的耗竭。

在日常生活中，要积极地看待生活并积极行动起来，建立良好的生活和卫生习惯。注意良好的饮食，保证睡眠，接纳自己的恐惧、紧张、焦虑等情绪，并采用合理的宣泄方法，不要采取否认、回避退缩、过分依赖他人、指责抱怨、转移情绪等不良应对方式，不要试图通过使用烟酒来缓解紧张情绪，更不要出现发脾气、冲动伤人、自伤自杀等行为。在疫情蔓延势头得到有效遏制时，也不能盲目乐观、放松警惕、疏于防护。

2. 自助与互助

（1）允许自己示弱，当感觉到无法承受压力时，请及时对负责领导或辅导员诉说，按照自己的能力去做事情。也允许自己在悲伤、感动时哭泣，要坚定地告诉自己：在这样的重大公共事件里，在这样的严酷的现场，我有这些情绪是正常的、自然的，等这样的应激事件结束，我会恢复的。千万不能自我贬低，甚至上升到自我价值上，失去对生活的希望。

（2）限制工作时间；喝充足的水，并进食有益健康的食品如新鲜的水果；有可能的话经常离开现场进行短暂的休息。

（3）空余时间进行适当的肌肉放松训练，即逐步紧张及放松各个肌群，让肌肉体会紧张和放松的感觉；或者进行深呼吸训练、冥想、正念等。相关指导语和信息在网上可以查到。

（4）谈论对所见所闻和从事工作的感受；与你的家人、朋友、同学保持联系；与另一同事、同学结伴，这样可以互相监督经受的应激。

（5）如已发生应激症状，转换工作岗位：由高应激岗位转换到低应激岗位，如果可以的话，从现场转到常规岗位；通过学校、单位进行咨询，寻求帮助。

（6）如果遇到紧急情况，如突然调动岗位、重大人员伤亡事故、某同事死亡、患者死亡、患者自杀等，应请专业人员进行严重事件集体晤谈。

（7）如出现无法入睡、情绪低落、焦虑、心慌等，持续2周不能缓解，影响工作，可找专业的精神心理医生进行诊治。可开展一对一的心理辅导和团体心理辅导。上述心理辅导为防止心理干预人员的感染，可远程进行，如通过语音、视频、电话等各种方法。

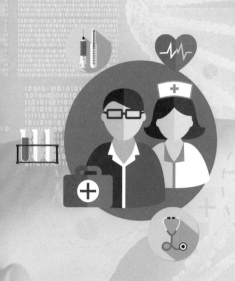

PART
五

营养建议与
运动支持

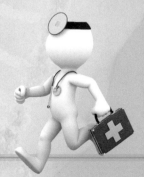

坚持合理膳食，规律作息，通过均衡营养，适当运动提高自身抵抗力。

（1）每天摄入高蛋白类食物，包括鱼、肉、蛋、奶、豆类和坚果，在平时的基础上加量，不吃野生动物。

（2）每天吃新鲜蔬菜和水果，在平时的基础上加量。

（3）适量多饮水，每天不少于1 500ml。

（4）保证食物种类、来源及色彩丰富多样，每天不少于20种食物，不要偏食，荤素搭配。

（5）保证充足营养，在平时饮食的基础上加量，既要吃饱，又要吃好。

（6）新型冠状病毒肺炎流行期间不要节食，不要减重。

（7）规律作息，保证充足睡眠，每天睡眠时间不少于7小时。

（8）开展个人类型体育锻炼，每天累计时间不少于1小时，不参加群体性体育活动。

（9）新型冠状病毒肺炎流行期间，建议适量补充复方维生素及矿物质，可适当食用深海鱼油等保健食品。

（10）饮食不足、老人及慢性消耗性基础疾病患者，建议增加商业化肠内营养剂（特医食品），每天额外补充不少于500千卡。

图书在版编目（CIP）数据

新型冠状病毒肺炎防护手册：高校版／毕婉蓉主编
．—上海：同济大学出版社，2020.2（2020.8重印）
　ISBN 978-7-5608-9135-4

Ⅰ．①新…　Ⅱ．①毕…　Ⅲ．①日冕形病毒-病毒病-
肺炎-预防（卫生）-手册　Ⅳ．①R563.101-62

中国版本图书馆CIP数据核字（2020）第026534号

新型冠状病毒肺炎防护手册（高校版）

毕婉蓉　主编

责任编辑　华春荣　朱涧超
责任校对　徐春莲
封面设计　唐思雯

出版发行　同济大学出版社　　www.tongjipress.com.cn
　　　　　（地址：上海市四平路1239号　邮编：200092　电话：021-65985622）
经　　销　全国各地新华书店、建筑书店、网络书店
排版制作　南京展望文化发展有限公司
印　　刷　上海安枫印务有限公司
开　　本　787mm×1092mm　　1/32
印　　张　3
字　　数　75 000
版　　次　2020年2月第1版　　2020年8月第3次印刷
书　　号　ISBN 978-7-5608-9135-4
定　　价　18.00元